CONTRIBUTION

A L'ÉTUDE

DE LA MOELLE DES OS

PAR

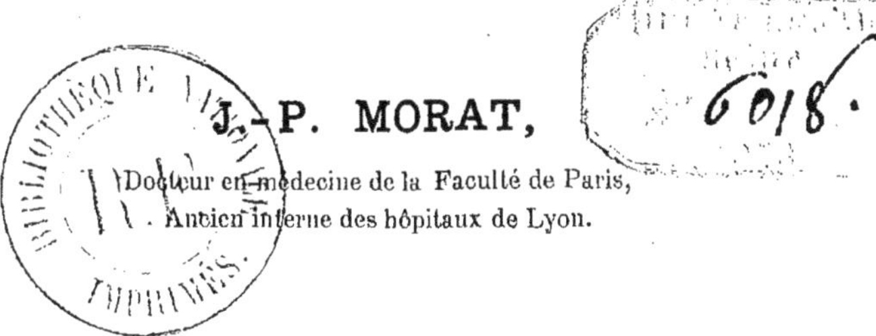

J.-P. MORAT,

Docteur en médecine de la Faculté de Paris,
Ancien interne des hôpitaux de Lyon.

PARIS
IMPRIMERIE DE A. PARENT
IMPRIMEUR DE LA FACULTÉ DE MÉDECINE,
rue Monsieur-le-Prince, 31.

1873

CONTRIBUTION

A L'ÉTUDE

DE LA MOELLE DES OS

Le titre de ce travail en indique la nature et l'esprit. Une étude d'ensemble de la moelle des os nous a semblé un cadre trop difficile à remplir. L'exposition de la structure et de la texture de ce tissu, si simple en apparence, soulève un certain nombre de problèmes dont la solution ne réside pas tout entière dans son étude même, mais dépend de l'état de nos connaissances sur les autres variétés du tissu conjonctif, et sur les organes auxquels on l'a comparé, sur la foi d'une physiologie encore hypothétique.

Le fait, avancé par Neumann, qu'il existe dans la moelle osseuse des globules rouges à noyaux, et que ces éléments sont un des stades de la transformation des globules blancs en globules rouges, nous a servi de point de départ. La recherche de ce fait, la discussion de la théorie des fonctions de la moelle auxquelles il a servi de base, ainsi que l'étude des éléments qui composent ce tissu, constituent notre première partie. Elle touche, comme on voit, à la structure et à la composition du tissu médullaire; mais l'étude de sa texture est complètement réservée. La seconde partie traite de quelques particularités de la structure et de la distribution des vaisseaux, notamment des veines.

Ce travail a été fait dans le laboratoire d'histologie du Collége de France.

PREMIÈRE PARTIE

Etude des éléments qui entrent dans la composition du tissu de la moelle osseuse.

Dans cette première partie, nous nous proposons de faire, à l'aide des principales méthodes employées en histologie, l'analyse des éléments isolés du tissu propre de la moelle des os. Nous en distrayons, par conséquent, les vaisseaux et les nerfs, que nous étudierons dans la seconde partie de ce travail. Nous décrirons successivement :

A. Les cellules, dites *médullaires*, analogues aux globules blancs du sang et aux éléments de la lymphe.

B. Les éléments du tissu conjonctif (fibres conjonctives, cellules fixes).

C. Les globules rouges situés au milieu des éléments de la moelle osseuse. Nous examinerons, à ce propos, les faits sur lesquels repose la théorie, proposée par Neumann, du développement des globules rouges aux dépens des cellules médullaires.

D. Enfin, nous décrirons des éléments particuliers qui, par leurs caractères et leur structure, se distinguent non-seulement des divers éléments de la moelle, mais qui sont même actuellement sans analogie avec aucun des éléments cellulaires connus, et dont, par conséquent, la signification dans la moelle osseuse reste complètement ignorée.

A. *Cellules, dites médullaires, analogues aux globules blancs du sang et aux éléments de la lymphe (médullocèles de Robin).* — Ces éléments ont été les premiers étudiés et connus de tous ceux qui entrent dans la composition de la moelle osseuse. Ils ont été décrits d'abord par Robin (1), par Hasse, Kölliker, etc.... Le nom de *médullocèles*, *cellules médullaires*, etc., leur a été donné de ce qu'on les prenait pour des éléments spéciaux au tissu de la moelle; néanmoins, leur analogie de forme et de propriétés est si grande avec les globules blancs du sang et de la lymphe, qu'on ne tarda pas à la soupçonner. Elle a été depuis établie sur les nouveaux procédés d'analyse appliqués aux éléments vivants par Max-Schultze. Enfin, on a accordé à ces différents éléments une parenté plus étroite encore depuis les découvertes de Cohnheim sur la migration des globules blancs à travers les parois des petits vaisseaux, de Recklinghausen sur la migration des cellules conjonctives dans le tissu de la cornée, et de Ranvier sur la structure du tissu conjonctif et la circulation de la lymphe et des cellules lymphatiques dans les lacunes de ce tissu.

Ces cellules sont en proportion considérable dans les trois variétés de moelle, mais surtout dans la moelle rouge. On les obtient facilement par la dissociation d'un fragment du tissu frais, soit dans un liquide emprunté à l'un des plasmas de l'animal (sérum de lapin, humeur aqueuse), soit dans un milieu artificiel (sérum iodé).

Elles se montrent dans le champ de la préparation sous la forme d'éléments arrondis, globuleux, d'un blanc laiteux, à surface un peu granuleuse, comme framboi-

(1) Robin, Gaz, méd., Paris, 1849, p. 992.

sée; leur volume est très-variable, et va de 5 μ à 16 μ, par une série graduée d'intermédiaires. Le noyau de la cellule n'apparaît pas tant que l'élément est vivant, et, lorsque la préparation a été mise à l'abri de l'évaporation, la vie peut se conserver plusieurs heures et même plus d'un jour. L'eau, l'acide acétique le font immédiatement apparaître. Le picro-carminate d'ammoniaque le colore en rouge, et il remplit alors toute la cellule, Si l'on a fait la dissociation dans le nitrate d'argent au 1/1000, le noyau apparaît avec un contour très-net et avec ses dimensions naturelles, variables entre 3 μ et 10 μ. Ce noyau est assez souvent double ou étranglé à son milieu, ou en forme de haricot, etc... Il est rare d'en trouver trois ou en plus grand nombre. On trouve néanmoins dans la moelle de jeunes sujets, généralement au point où elle adhère à l'os, une assez forte proportion de ces éléments à noyaux multiples désignés par Robin sous le nom de *myéloplaxes*, en raison de leur forme, et par J. Müller sous celui de *cellules-mères*, parce qu'il avait vu sur leur bord des bourgeons contenant un ou plusieurs noyaux, qui, en se détachant du corps de la cellule, étaient destinés à devenir des éléments semblables à ceux que nous venons de décrire. Ces grandes cellules sont, en effet, de la nature des premières, et leurs propriétés sont communes.

Il nous reste à signaler l'action de l'iode sur ces éléments. Le sérum, fortement iodé, les colore en jaune brun, mais sans aller jamais jusqu'à la couleur acajou. Cette coloration se fait sur le protoplasma et tout ce qui en est une dépendance, tels que les petits prolongements granuleux qui réunissent parfois deux ou trois cellules. Elle nous servira plus bas pour fixer les rapports des cellules de la moelle avec le tissu conjonctif de cet organe.

Parmi les cellules que nous venons de décrire, un certain nombre, celles surtout dont le diamètre est compris entre 7 μ ou 10 μ, ont leur protoplasma chargé de petites granulations arrondies, de couleur brune ou jaune brun, formant par leur réunion comme un croissant autour du noyau, d'ailleurs résistant à l'action de l'eau et de l'acide acétique, se colorant en brun foncé par l'iode. L'ensemble de ces caractères indique que ces granulations sont d'origine hématique, et l'un de leurs modes de production nous est expliqué par la présence de globules rouges du sang dans le protoplasma des cellules médullaires. Ces globules rouges se fragmentent et donnent naissance aux granulations dont il vient d'être question. Cette pigmentation des cellules de la moelle par des granulations d'origine hématique est un fait constant. La présence de globules rouges, à divers stades de transformation dans l'intérieur des cellules médullaires, peut s'observer à l'état physiologique dans la moelle osseuse (1). Neumann avait considéré ce fait comme particulier à la fièvre typhoïde (2). Il n'est même pas exclusif à la moelle osseuse; car il est fréquent de trouver dans la lymphe des cellules lymphatiques contenant des globules rouges (Ranvier).

A l'aide de la platine chauffée de Max Schultze, nous avons étudié la contractilité des cellules de la moelle, comme l'avait fait déjà Bizzozero (3); nous avons répété cette expérience sur la grenouille, le rat et le lapin.

(1) Bizzozero, Gazett. med. Lombard., juin, 1869.

(2) Neumann, 17 avr. 1869. — Centralbl. für medic. Wiss.

(3) Bizzozero, Rendiconti, del Istituto Lombardo, 1865.

Les cellules de la grenouille présentent des phénomènes de contractilité du protoplasma très-marqués, qui, commençant vers 20° centigr., ont leur maximum d'intensité à 35°. Nous les avons observés sur ces animaux même plusieurs heures après la mort.

Chez les animaux supérieurs (rat, lapin, chien), les mouvements commencent entre 30° et 35°, et sont très-actifs vers 40°, jusqu'à 42°, principalement sur les cellules comprises en 5 μ ou 10 μ. Ils s'observent aussi sur les cellules chargées de granulations d'origine hématique; mais ils sont loin de s'étendre à tous les éléments qui sont dans le champ de la préparation. Les cellules qui commencent à présenter ces mouvements le plus tôt, et qui le conservent le plus longtemps, sont celles qui sont sur le bord, au voisinage immédiat de la chambre d'air réservée entre les deux lames du porte-objet. La présence de l'oxygène est en effet une condition nécessaire pour la mise en jeu de la contractilité du protoplasma (Ranvier). Quelquefois, quand cette quantité d'oxygène est épuisée, il suffit d'en introduire une nouvelle pour voir les phénomènes de mouvement réapparaître. Ceci nous montre que la contractilité du protoplasma de ces éléments, qui en est une des propriétés les plus intéressantes, ne doit pas s'exercer au même degré au sein des milieux organiques de l'animal vivant, une telle proportion d'oxygène ne pouvant jamais s'y rencontrer à la fois. Il arrive aussi que ces éléments ont besoin d'une température de 35°,37°, pour commencer à se mettre en mouvement, et, si ensuite on laisse cette température s'abaisser graduellement au-dessous de 35°, les mouvements continuent presque avec la même énergie.

C'est qu'en effet ces éléments ont besoin d'une excitation qui leur est donnée par la chaleur et l'oxygène, et les propriétés mises en jeu par cette excitation, continuent de s'exercer pendant un certain temps après qu'elle a cessé.

L'étude de la contractilité n'en est pas moins d'un grand intérêt, du moment qu'elle se produit dans des conditions déterminées et toujours identiques.

Elle démontre que les *cellules blanches de la moelle osseuse sont bien les analogues des globules blancs du sang*, *des éléments cellulaires de la lymphe et des cellules migratrices du tissu conjonctif*, qui, elles-mêmes, appartiennent à la circulation lymphatique.

B. *Globules rouges.* — Dans le tissu même de la moelle des os, c'est-à-dire au sein des masses cellulaires qui remplissent les mailles du réseau vasculaire, on a signalé l'existence d'une certaine quantité de globules rouges du sang (1), plus nombreux dans la moelle rouge que dans les deux autres variétés. Sur un fragment de moelle fraîche, dissociée, il est évident que ces éléments sont mélangés et confondus avec ceux qui se sont échappés des vaisseaux. Mais on peut démontrer leur existence de la façon suivante : Un tronçon de moelle est plongé dans l'acide osmique à $^1/_{100}$, et on l'y laisse séjourner pendant 18 à 24 heures. Les éléments sont surpris et fixés par l'osmium dans leur forme et leur rapport, et, après l'action du réactif, les plus reconnaissables d'entre eux sont les globules rouges qui ont conservé jusqu'à leur couleur. Le durcissement est

(1) Neumann, 10 oct. 1868. Centralblatt für medicin. Wissensch.

complété par un séjour de quelques heures dans l'alcool absolu. Les coupes pratiquées sur un segment ainsi préparé laissent voir un très-riche réseau vasculaire, dans les mailles duquel on distingue les cellules blanches (colorées en gris par l'osmium) et les globules rouges qui ont conservé leur aspect jaunâtre. On évitera, pour cette démonstration, d'employer une moelle trop chargée de graisse; les vésicules adipeuses, devenues complétement noires par l'action de l'acide osmique, masqueraient les éléments plus petits, situés dans leur intervalle. La moelle gélatineuse est celle qui convient le mieux pour cette étude.

Même sur le tissu frais, lorsque la dissociation n'a pas été poussée jusqu'à ses dernières limites, on trouve des globules rouges au milieu des masses cellulaires, à demi désagrégées par l'action des aiguilles; mais une preuve de cette nature serait insuffisante, à cause de la difficulté que l'on a sur des préparations de ce genre, à bien distinguer ce qui est en dedans et en dehors des capillaires, en raison de leur transparence et de leur friabilité.

La présence de globules rouges dans la moelle osseuse, et l'étude des transformations qu'ils y subissent, ont beaucoup préoccupé les histologistes, et ont conduit quelques-uns d'entre eux à formuler, pour les fonctions de ce tissu, une théorie assez semblable à plusieurs de celles qui ont été proposées pour la rate.

Avant de rechercher comment se forment les globules rouges dans la moelle des os, nous croyons devoir revenir en quelques mots sur les modifications qu'éprouvent ces éléments dans tout examen fait en dehors de conditions entièrement physiologiques.

Ces modifications ont déjà été étudiées par plusieurs histologistes. (Ranvier, Max-Schultze, Klebs.) Au bout de quelques minutes de séjour dans le liquide additionnel (sérum du sang de lapin, humeur aqueuse, etc.), le globule quitte sa forme discoïde pour prendre l'une des trois formes suivantes : 1° quelques globules perdent la double dépression centrale, et prennent un contour parfaitement *arrondi* dans tous les sens. La coloration est devenue un peu plus intense, et la nouvelle forme est définitive. 2° Un certain nombre de globules se hérissent sur toute leur surface de pointes terminées par des extrémités mousses, et l'élément a l'aspect d'une *pomme épineuse*. Cette déformation est beaucoup plus commune que la précédente. 3° enfin, un très-grand nombre des éléments rouges du sang présentent une déformation beaucoup plus curieuse à suivre, et qui, si elle n'est pas bien connue, peut donner lieu à des erreurs d'interprétation. Le globule perd l'une de ses deux dépressions, tandis que celle de la face opposée se creuse de plus en plus. Le bourrelet circulaire qui la limite s'épaissit et circonscrit une ouverture de plus en plus étroite, qui conduit dans une cavité résultant de la dépression qui devient plus accusée, il en résulte que le globule a la forme d'une *calotte* (1). L'élément ainsi déformé peut se présenter à l'observateur dans trois positions différentes : ou bien le globule en calotte repose sur sa convexité, c'est-à-dire sur son fonds; en approchant l'objectif, la dépression centrale apparaît beaucoup plus marquée, le rebord circulaire, très-exagéré, limite un

(1) Ranvier, Note du traité d'histologie de Frey, p. 126.

orifice, et on voit très-bien que la vue pénètre dans une cavité; ou bien le globule est vu de profil; et, dans cette position, sa déformation est très-nettement appréciable; ou bien, enfin, il est vu de face comme plus haut, mais le fond est tourné du côté de l'œil de l'observateur, et c'est alors qu'il peut prêter à des erreurs d'interprétation. Si en effet on approche l'objectif jusqu'à ce que l'élément commence à être visible, on voit successivement une surface convexe qui se continue avec la surface et le bord circulaire de l'élément; puis, en descendant l'objectif un peu plus bas, on voit une deuxième surface convexe, c'est celle qui limite la dépression creusée dans l'élément par le fait de la déformation qu'il a subie. Cette deuxième surface convexe est brillante quand on approche l'objectif, et obscure quand on l'éloigne; ce qui est l'inverse de ce qui se produit quand on examine un corps plein situé dans l'intérieur d'un élément. En faisant rouler tous les globules par un léger mouvement de déplacement imprimé à la lamelle à recouvrir, on les amène à occuper successivement les trois positions sus-indiquées. L'ouverture de la calotte peut se fermer d'une manière complète, ou bien se souder irrégulièrement en laissant trois ou quatre petits pertuis (1).

Les globules rouges ainsi déformés (tout au moins les deux dernières formes, en calotte eu en pomme épineuse) sont des globules vivants. Klebs admet même que la forme en pomme épineuse correspond

(1) S'il s'agissait d'étudier les déformations, on les produit beaucoup plus sûrement en chauffant la préparation au-dessus de 50° centig., ou mieux en appliquant sur la lame couvre-objet une barre d'étain chauffée à sa limite de fusion, comme l'a fait Max-Schultze.

à un état de contraction; la forme biconcave à l'état de repos, tandis que le globule sanguin mort est sphérique. Il faut bien se garder de confondre les globules en pomme épineuse ou en mûre avec les globules crénelés ou dentelés, qui sont toujours des globules morts et conservés dans certains liquides où ils ont séjourné, tels que l'urine par exemple :—

Existe-il dans la moëlle osseuse des globules rouges avec noyau?—Sur une préparation faite dans les conditions que nous venons d'indiquer, c'est-à-dire par dissociation d'un fragment de moëlle rouge d'un animal jeune fraichement sacrifié, dans le sérum de lapin ou dans l'humeur aqueuse ; à coté des cellules blanches de la moëlle, chargées ou non de granulations de diverse nature, et dont quelques-unes contiennent souvent des globules rouges ; à côté des globules rouges provenant soit des vaisseaux, soit du tissu propre de la moëlle, on trouve quelques éléments un peu différents de ceux que nous avons décrits plus haut sur lequels s'est concentré l'intérêt des histologistes, en raison même des incertitudes qui régnent encore sur l'interprétation qu'il convient d'en donner. En examinant un à un les globules rouges qui sont dans le champ du microscope, nous n'avons jamais trouvé un seul de ces globules possédant ou un noyau ou quelque chose qui ressemblât à des débris d'un noyau, même en répétant l'expérience un grand nombre de fois, dans les mêmes conditions. Mais si, au contraire, on observe avec attention le cellules médullaires on arrive à en trouver quelques-unes dont le bord et la surface, au lieu d'offrir l'aspect granuleux habituel, sont nettes de contour : au lieu de l'aspect blanc laiteux des cellules de la moëlle, elles sont ou presque incolores ou très-légèrement teintées en jaune clair ou en jaune-verdâtre. Les plus colorées d'entre ces cellules approchent de la teinte des globules rouges. Elles ont un, très rarement deux noyaux. Leur diamètre moins variable que celui des cellules médullaires est compris entre 5 μ et 10 μ, celui du noyau entre 3 μ et 5 μ. Il résiste a l'action de l'eau et de l'acide acétique, pendant que le protoplasma se décolore complétement et se réduit à une zône extrêmement pâle, qui persiste autour du noyau. Enfin, tandis que le noyau des cellules médullaires ne devient visible que par l'action des réactifs, celui des cellules colorées est toujours très-apparent.

Ces cellules colorées à noyau ont été vues d'abord par Kölliker, elles ont été ensuite bien étudiées par Neumann (1) qui les a décrites avec les caractères que nous venons de signaler. Cet histologiste les considère comme des éléments intermédiaires, des formes de transition entre les globules blancs et les globules rouges ; et comme il ne les a trouvées que dans les os, il conclut que la moëlle osseuse est le siége d'une transformation incessante des globules blancs en globules rouges. Enfin, depuis l'époque où ces faits ont été annoncés, une série de mémoires, d'articles et de publications diverses ont paru en Allemagne et en Italie dans lequels les auteurs, renchérissant encore sur la découverte et les conclusions de Neumann, considérent la question

(1) Neumann, Archiv. d. Heilkunde, 1869, t. II, p. 68; Uber die Bedentung der Knochenmarcks für die Blutbildung.

comme jugée, et on fait de ces données des applications nombreuses à la pathologie (1).

Pour établir que ces cellules colorées sont de véritables globules rouges à noyau, Neumann se fonde sur des caractères tirés de la forme, de la coloration et du développement. Ces derniers sont évidemment les plus importants; ils sont malheureusement aussi les plus incertains. D'après Neumann, Bizzozero et les partisans de la transformation des globules blancs en globules rouges, il y a dans le courant de cette métamorphose trois stades: 1. Les globules blancs et le cellules médullaires; 2. Les cellules médullaires colorées contenant un noyau; 3. Les globules rouges dans lequels toute trace de noyau a disparu. D'un stade à l'autre, on trouverait tous les intermédiaires. Ce développement serait même facile à suivre, et on pourrait de la sorte assister à la transformation d'un globule blanc en globule rouge.

En réalité, s'il est vrai de dire que les faits exposés plus haut sont exacts, et que la moelle osseuse renferme réellement des éléments colorés à noyau qui rappellent par leur aspect les éléments du sang de l'embryon, la conclusion qu'on en a tirée relativement au mode de formation des globules rouges nous paraît au moins prématurée. Entre les cellules médullaires et les éléments colorés à noyaux, on peut, en effet, comme l'affirment les auteurs précités, rencontrer une série graduée d'intermédiaires, mais ces formes intermédiaires manquent quand on passe du deuxième au

(1) Ponfick. Ueber die symp. Erkrank. des Knochenmarkes bei inneren Krank. Arch. f. path. anat., vol. LVI, livre IV.

(1) Bizzozero. Sul midollo delle ossa, 1869.

troisième stade, des éléments colorés à noyaux aux véritables globules rouges du sang. Rien ne prouve encore que ces cellules colorées soient bien des globules rouges en voie de formation. Et cette preuve manquera tant qu'on n'aura pas indiqué le mode de disparition du noyau. Or sur ce point qui est, selon nous, le plus important, on n'a fait encore que des hypothèses ; de sorte que l'on n'est pas même bien certain que les cellules colorées à noyaux ne soient pas simplement des globules blancs ou des éléments de la moelle osseuse colorés par de l'hématine en diffusion dans le liquide intercellulaire.

Assez faciles à trouver dans la moelle rouge des animaux jeunes, ces éléments colorés sont en proportion extrêmement faible dans la moelle des animaux adultes, même dans la moelle rouge des os du tronc. Nous ne comprenons donc pas comment on a pu dire que les *globules rouges à noyau* s'y trouvent *en grande quantité*.

Tels sont les faits sur lequels on a basé la théorie nouvelle des fonctions de la moelle osseuse, théorie si fortement accréditée à l'étranger et que Bizzozero dans son dernier travail résume dans les trois propositions suivantes : La moelle osseuse sert à la formation des globules blancs et des éléments lymphatiques ; elle est un organe de destruction des globules rouges ; enfin elle est en même temps un organe producteur des globules rouges, par les transformations qu'éprouvent les globules blancs dans son intérieur. Le tout étayé sur des analogies avec les fonctions de la rate et des ganglions est propre à jeter dans une grande confusion l'esprit de ceux qui s'étaient habitués à considérer comme très-différentes les fonctions de la rate et celles des ganglions lymphatiques, et comme environnée d'encore beaucoup d'obscurité la physiologie de ces organes même depuis les expériences si intéressantes de M. Béclard sur les sangs comparés de la veine splénique et du sang veineux général. On sait du reste à combien d'explications différentes et même opposées peuvent servir des faits semblables à ceux qu' invoquent Neumann et Bizzozero, quand on connait encore si peu les lois du développement des éléments cellulaires, et quand on a affaire à des éléments comme les globules rouges dont la morphologie n'est pas même soupçonnée. On sait en effet que les globules blancs ont été tour à tour considérés comme des phases de destruction des globules rouges, ou comme une période de leur formation.

Nous croyons que c'est à la physiologie qu'il faut demander la solution d'un problème physiologique. L'anatomie et l'histologie doivent se contenter de le poser. Il est regrettable que la méthode employée par M. Béclard pour l'étude des fonctions de la rate soit si difficilement applicable à la moelle osseuse. Celle-ci, en effet, par sa situation profonde au sein du tissu osseux compacte et sa dissémination dans les espaces du tissu spongieux échappe à toute action de ce genre, ou bien on ne l'atteint elle et ses vaisseaux qu'au prix de mutilations qui jettent dans les phénomènes physiologiques une perturbation profonde, capable d'en changer tout à fait le sens.

L'existence dans la moelle des os de cellules colorées à noyau, est un fait intéressant, une probabilité de plus ajoutée à la théorie de la formation des globules rouges par les globules blancs, mais *il ne peut-être invoqué à son appui comme une véritable démonstration.*

C. — *Tissu conjonctif de la moelle des os; sa nature.* — Le mot tissu conjonctif a actuellement une acception si générale que ce n'est pas beaucoup éclairer la structure d'un organe que de dire qu'il en est composé. Même pris dans son sens le plus large, ce tissu n'est pas compris de la même façon par tous les histologistes. La cellule plasmatique compte encore quelques partisans, et le tissu réticulé des ganglions lymphatiques est regardé par beaucoup comme un tissu cytogène. Mais l'application des nouvelles méthodes (imprégnations d'argent et injections interstitielles) contredit absolument une semblable interprétation (1). Le tissu conjonctif, en réalité, est composé de faisceaux formés par la réunion de fibrilles contenues dans une membrane commune. Ces faisceaux sont tapissés à leur surface par des cellules plates formant un revêtement tantôt continu, comme dans le grand épiploon et toutes les séreuses, tantôt interrompu, comme dans le tissu conjonctif sous-cutané. Ce revêtement de cellules peut être comparé aux revêtements épithéliaux; de sorte que le tissu conjonctif proprement dit est réduit à un assemblage de faisceaux de fibres, dont la structure est plus compliquée encore que nous ne l'avons dit plus haut.

Certaines membranes (mésentère de la grenouille) sont formées par un *tissu conjonctif sans cellules* autres que celles du revêtement épithélial de la cavité séreuse.

(1) Ranvier, Note du Traité d'histologie de Frey, traduit par Spillmann, p. 275.

(2) Bizzozero. Sul midollo delle ossa, 1869.

Ces faits sont d'une portée considérable, car ils nous montrent qu'il y a des éléments vivants et même d'une organisation compliquée pouvant croître et se développer sans l'intervention directe des éléments cellulaires.

Cette formule générale a été établie sur l'analyse d'un certain nombre de tissus du groupe conjonctif. Il y a donc lieu, en faisant la révision du tissu de la moelle des os, de se demander s'il rentre dans cette formule générale, ou, autrement dit, quel est le rapport qui existe entre les faisceaux ou lames qui le traversent et les éléments cellulaires.

Outre les cellules analogues aux éléments de la lymphe, la moelle renferme des cellules allongées qui représentent les éléments fixes du tissu. Par la dissociation dans le sérum iodé, elles apparaissent tantôt comme des plaques granuleuses possédant un noyau ovalaire, tantôt comme des fibres renflées au milieu pour contenir le noyau.

Ce sont les mêmes éléments vus de face dans un cas et de profil dans l'autre. On peut s'en assurer en les faisant flotter et rouler dans le liquide de la préparation par un léger mouvement de déplacement imprimé à la lamelle couvre-objet. Ils ont des contours très-irréguliers, des prolongements quelquefois très-longs, filiformes, qui leur donnent un aspect étoilé. Ils offrent avec les différents réactifs usités les mêmes actions électives que les cellules plates du tissu conjonctif ordinaire.

La moelle jaune contient de plus une très-grande proportion de cellules adipeuses.

Elle est parcourue par des faisceaux de fibres et par des lames. Tout autour des artères, ainsi que dans la couche plus condensée de la périphérie de la moelle, ce sont de véritables faisceaux ayant la structure et la disposition des faisceaux du tissu sous-cutané; dans l'intérieur de la moelle rouge et de la moelle gélatineuse, ils sont d'une grande ténuité et réduits en quelque sorte à une seule fibre. Dans la moelle jaune, les faisceaux ont de la tendance à être remplacés par des lames qui cloisonnent en différents sens l'épaisseur de la moelle. Les fibres délicates de la moelle rouge et de la moelle gélatineuse sont remplacées par des membranes d'une grande minceur dans l'épaisseur desquelles sont des fibrilles. Ces petites lames membraneuses se coupent dans tous les sens et ménagent des cloisonnements dans lesquels sont contenues les cellules adipeuses. Des capillaires sont situées dans les angles de ces cloisonnements.

La moelle des os ne renferme pas de fibres élastiques, hors celles qui entrent dans la structure des artères. La situation de la moelle au sein d'un tissu résistant comme l'os rendant impossible tout déplacement, explique suffisamment l'absence des éléments élastiques.

Le rapport des éléments fasciculés et cellulaires est-il le même que dans les autres variétés du tissu conjonctif? Autrement dit, la formule générale du tissu conjonctif est-elle applicable au tissu de la moelle osseuse?

L'étude des rapports de ces cellules avec les faisceaux du tissu conjonctif, doit être faite préférablement sur la moelle gélatineuse du lapin. En raison de la faible proportion des éléments ronds et des cellules adipeuses, qui dans les deux autres variétés pourraient gêner l'observation. Pour cela on enlève avec des ciseaux courbes un fragment aussi mince que possible du tissu, on l'étale sur la lame de verre porte-objet; on peut utiliser la demi-dessication qui se fait sur les bords pour fixer et tendre les fibres qui traversent la préparation en différents sens; on ajoute une goutte de sérum iodé (très-chargé d'iode), on recouvre la préparation avec la petite lamelle couvre-objet; on lute immédiatement les bords et on attend quelques heures avant de commencer l'observation. L'iode a coloré en jaune les cellules étoilées du tissu conjonctif; on les reconnaît avec leurs prolongements filiformes, granuleux, qui suivent plus ou moins exactement la direction des fibres conjonctives; tantôt ils les croisent, tantôt ils les recouvrent, tantôt ils leur sont parallèles; mais ces fibres se distinguent toujours nettement d'avec les prolongements des cellules, car elles sont restées incolores dans la solution iodée, elles sont dépourvues de granulations et beaucoup plus irrégulières. Ce mode d'analyse, appliqué par M. Ranvier à l'étude des formes jeunes du tissu conjonctif encore peu riche en fibres, joint aux considérations que nous avons fait valoir plus haut sur la situation des cellules par rapport aux fibres, démontrent bien l'indépendance de ces deux ordres d'éléments, et, conséquemment, nous regardons comme inadmissible le développement des unes par les autres, d'après la théorie de M. Schultze, récemment défendue encore par Fr. Boll (1).

Ces faits, bien que plus difficiles à bien observer dans la moelle rouge, s'y retrouvent exactement les mêmes. Les cellules plates du tissu conjonctif y sont

(1) Fr. Boll., Arch. de M. Schultze. 1871, p. 275. Untersuch. über den Bau und die Entwickelung der Gewebe.

supportées par des fibres, ce qui est facile à voir dans les couches de tissu conjonctif un peu plus condensé qui limitent extérieurement la moelle.

La moelle osseuse est-elle un tissu réticulé semblable à celui des ganglions lymphatiques? Neumann, dans son étude sur la moelle osseuse, conclut à l'existence dans la moelle rouge et la moelle gélatineuse d'un véritable tissu lymphatique réticulé. Il y a là une double confusion, d'une part entre le tissu muqueux et le tissu réticulé, d'autre part entre la moelle rouge et le tissu des ganglions. Pour éviter une semblable confusion et rendre l'erreur évidente, nous n'aurons qu'à rappeler les caractères du tissu réticulé, soit qu'on le considère comme un tissu cytogène d'origine protoplasmique (Kölliker), soit qu'on le compare aux travées du grand épiploon avec leur revêtement endothélial (Ranvier).

Les vaisseaux capillaires des ganglions sont revêtus à leur pourtour d'un feutrage de fibres délicates qui *ne contiennent pas de cellules;* de ce lacet fibrillaire partent des travées fibreuses régulières, arrondies, ordinairement droites ou légèrement arquées. Ce sont de véritables faisceaux du tissu conjonctif en miniature; ces petits faisceaux ne tardent pas à se diviser, à s'envoyer des branches de façon à former un réseau à mailles très-élégantes; seulement, au lieu d'être situées dans un seul plan comme les travées du grand épiploon, ces fibres s'écartent dans toutes les directions. Elles arrivent à être réduites à une grande finesse et limitent des espaces dans lesquels sont contenues une ou deux cellules lymphatiques. Tous ces détails sont facilement appréciables sur une coupe d'un fragment de ganglion durci dans l'alcool absolu et traité au pinceau pour chasser les éléments.

Mais si on applique la même méthode ou une méthode analogue à l'étude de la moelle rouge, il est tout à fait impossible d'interpréter les faits dans le même sens ; *les capillaires sont dépourvus du lacis fibrillaire sans cellules* qui donne naissance au réticulum. Si on isole ces capillaires par une dissociation dans le nitrate d'argent au 1/1000e, ou dans l'acide chromique au 1/2000e, ou encore, après macération dans l'acide osmique au 1/200e, on les voit constitués par une membrane *revêtue extérieurement d'une couche de cellules plates* (périthélium de Eberth) (1).

Tandis que dans les ganglions le réticulum figure des mailles assez serrées pour n'admettre qu'une ou deux cellules, les faisceaux conjonctifs parcourent la moelle osseuse en laissant entre eux des intervalles très-considérables, et jusqu'ici nous n'avons pas trouvé la loi qui préside à leur distribution. Les cellules médullaires ne sont pas contenues dans des mailles semblables à celles qui résultent de l'anastomose des fines travées des follicules ganglionnaires. Et si quelquefois ces cellules sont réunies par des prolongements, il faut bien savoir que ceux-ci sont de la nature du protoplasma, comme nous l'avons montré plus haut, et ne donnent jamais naissance à des fibres.

La moelle gélatineuse a les principaux caractères du tissu muqueux du cordon ombilical, et celui-ci a été assimilé au tissu réticulé des ganglions. Ce rapprochement a été utilisé en faveur de l'existence d'un réticu-

(1) Par l'injection de nitrate d'argent à 1/500 dans les artères, on démontre d'autre part l'existence de l'endothélium vasculaire.

lum dans la moelle, mais, en réalité, la moelle gélatineuse et le tissu muqueux du cordon ombilical diffèrent tellement du tissu des ganglions que nous nous dispenserons de revenir sur les caractères qui les séparent (1).

D. *Eléments de forme cellulaire dont la signification est inconnue.* — Il nous reste à parler d'éléments de forme cellulaire qui, jusqu'à présent, sont sans analogues dans les autres tissus. D'abord confondus avec les cellules à noyaux multiples (myéloplaxes), ils en ont été distingués par Bizzozero, qui les décrit sous le nom de *cellules géantes à noyau en voie de bourgeonnement* (2). Nous ne savons s'il faut les considérer comme des cellules simples. Certaines particularités de leur structure nous fait bien plutôt supposer que ce sont des éléments complexes. On les rencontre dans les trois variétés de moelle chez les animaux supérieurs; ils sont absents chez la grenouille. Habituellement disséminés sans ordre apparent, ils sont quelquefois réunis deux par deux et contigus.

Dissociés et isolés dans le sérum iodé, ils ont la forme de corps irrégulièrement arrondis, d'aspect granuleux avec des stries à la surface, et une masse centrale formée d'un ensemble de lignes demi-circulaires irrégulièrement entrecoupées. Enfin, on leur découvre habituellement aussi des prolongements.

En procédant à une analyse plus complète, on peut se rendre compte de certaines particularités de structure qui, à défaut de données plus précises sur leur nature et leurs fonctions, pourront servir de point de départ pour les recherches ultérieures.

(1) J. Renaut. Note sur le tissu muqueux du cordon ombilical. Arch. de phys. norm. et pathol., 1871, p. 219.

(2) Bizzozero, Sul midollo delle ossa. Napoli, 1869.

La *forme générale*, avons-nous dit, n'a rien de particulier dans les différentes espèces animales; cependant, chez le rat, il y a presque toujours un diamètre prédominant; l'élément a une forme oblongue.

La *striation* de la surface se montre sous l'aspect de *lignes concentriques* peu accusées quand on traite la préparation par le sérum iodé; nullement visibles quand on la colore avec le picro-carminate d'ammoniaque; mais fort nettes quand la dissociation a été faite dans la solution de nitrate d'argent à 1/1000.

La *masse centrale*, formée par un ensemble de lignes courbes irrégulièrement entrecoupées et considérée comme un noyau en voie de bourgeonnement, offre, en effet, certaines des propriétés électives des noyaux pour les réactifs colorants, notamment pour le carmin. Le picro-carminate la colore en rose vif, tandis que la partie granuleuse prend une coloration jaune. Seulement, nous interprétons un peu différemment la structure de ce noyau. Au lieu d'une masse centrale émettant des bourgeons par sa périphérie, il est en réalité constitué par un seul cylindre allongé, roulé et pelotonné un certain nombre de fois sur lui-même. En effet, le centre de la petite masse, au lieu d'être la partie la plus épaisse et la plus obscure, présente, au contraire, le plus souvent, une perte de substance limitée par des lignes semi-circulaires beaucoup plus petites que celles qui limitent extérieurement le noyau. Il est quelquefois possible de suivre tous les contours et de dérouler en quelque sorte le noyau par la pensée. Il convient de choisir préférablement ceux qui sont d'un plus faible volume, et qui, s'étant échappés de la masse de protoplasma, sont déjà en partie déployés. Mais il est un animal chez lequel cette interprétation se vérifie pleinement, c'est le rat : le noyau, également cylindrique, se renfle de distance en distance et a un aspect moniliforme. Il est contourné sur lui-même de façon à faire tout au plus un ou deux tours de spire. Chez le chien et le lapin, les contours sont beaucoup plus multipliés, et le noyau, au milieu de la masse granuleuse qui l'entoure, offre l'aspect d'un glomérule de Malpighi considérablement réduit de volume. Enfin, au centre de ce noyau cylindrique contourné, on découvre un filament qui en suit la direction et la courbure, et en représente l'axe. Ce filament participe à la nature des nucléoles; car il se colore en rouge vif sous l'influence du picro-carminate d'ammoniaque.

Ces particularités font, comme on voit, de ces singuliers éléments une espèce complètement à part, que l'on ne peut même rapprocher d'aucune des formes connues, d'après les lois générales de la morphologie. Leur significatiou restera donc incertaine jusqu'à ce qu'on les rencontre dans d'autres organes ou qu'on leur trouve avec les autres éléments existant dans la moelle des os des rapports ou des connexions qui nous ont jusqu'ici échappé.

SECONDE PARTIE

Etude des vaisseaux de la moelle des os.

S'il est vrai de dire qu'à la seule disposition de leur réseau vasculaire on peut distinguer entre eux les différents tissus, systèmes et organes, c'est à la moelle des os surtout que cette proposition peut s'appliquer. Les artères et les veines y présentent une disposition spéciale. De plus, ces deux systèmes constituent deux réseaux de forme et de structure tout à fait différentes, de manière à réaliser des conditions anatomiques et physiologiques pour ainsi dire opposées. Le réseau capillaire et le réseau veineux (qui ont souvent été confondus) sont remarquables par les rapports qu'ils affectent avec le tissu médullaire, rapports que nous avons déjà signalés, en quelques mots, à l'occasion du tissu conjonctif de la moelle. Il n'existe pas de vaisseaux lymphatiques dans la moelle des os; nous indiquerons plus bas par quoi ils sont suppléés.

A. *Artères.* — Arrivées dans la moelle par les sources nombreuses qu'on leur connaît, les artères suivent une direction parallèle au canal médullaire des os longs ou au grand axe des espaces creusés dans le tissu spongieux. Dans les os longs, tels que le fémur, le tibia, elles constituent deux, quelquefois trois troncs principaux. Ces troncs, après un parcours variable pour chaque os, fournissent, par leur division, deux et souvent trois rameaux, un peu inégaux de calibre, qui partent du même point à *angle très-aigu*. Chacun deux, après un trajet parfaitement *rectiligne*, donne à son tour naissance à de nouvelles divisions successives dont le calibre et la longueur diminuent chaque fois, et dont l'angle de bifurcation s'agrandit un peu. De cette façon, les divisions des artères principales atteignent assez rapidement les artères venues du périoste par les canaux de Havers, et forment un réseau anastomotique très-élégant. L'artère principale, dite *nourricière*, est celle qui fournit le plus grand nombre de branches; mais il existe dans le voisinage des épiphyses d'autres trous nourriciers par lesquels pénètrent de petits troncs artériels dont la distribution suit les mêmes lois, et qui comblent les vides que laisserait l'artère nourricière par suite de son mode de division.

Ces petits troncs vasculaires sont accompagnés dans leur parcours par un certain nombre de tubes nerveux réunis en faisceaux. On les trouve constitués par une assez forte proportion de fibres à moelle mêlées à des fibres de Remak. Arrivés au point où ils ne contiennent plus que cinq ou six fibres nerveuses, ces faisceaux ne sont plus revêtus que d'une membrane mince tapissée par une seule couche d'endothélium; ils quittent bientôt le trajet des artères, et on peut trouver dans le tissu de la moelle des fibres nerveuses isolées. Leur terminaison est inconnue.

Les artères de la moelle des os ont *la même structure* que toutes les *petites artères de la périphérie* : tunique interne constituée par une membrane élastique revêtue d'un endothélium, tunique moyenne *très-épaisse* formée par des fibres musculaires à direction transversale, tunique adventice formée par des faisceaux à direction longitudinale entre lesquels sont situées des cellules plates du tissu conjonctif.

B. *Veines*. L'existence des veines de la moelle osseuse a été niée par Hoyer et par Neumann pour des raisons différentes. Le premier nie la chose, le second la décrit, mais lui donne un autre nom. Hoyer (1), en effet, se fondant sur les résultats obtenus par les injections, nie l'existence de parois veineuses, et admet que la circulation du sang veineux de la moelle se fait dans des espaces lacunaires creusés au sein de son tissu. Ceci est positivement inexact, comme nous le démontrerons plus loin. D'un autre côté, Neumann (2) a constaté l'existence d'une paroi, mais la voyant réduite à l'épaisseur d'une seule membrane extrêmement mince, et n'ayant point trouvé de véritables capillaires, ou les ayant confondus avec le réseau veineux, il donne le nom de capillaires à l'ensemble du réseau veineux. Ces prétendus capillaires ont cependant un volume bien supérieur à tous ceux des autres organes ; beaucoup ont le diamètre des divisions de l'artère nourricière. De plus, les troncs principaux qui recueillent le sang veineux au centre de la moelle ont les mêmes caractères que les branches du réseau avec lesquelles elles se continuent sans changement de structure. Il faudrait donc admettre, si l'on veut être logique, l'existence dans la moelle des grands animaux de ca-

(1) Hoyer, Centralblatt, f. medic. Wissensch., n° 17, 1869.
(2) Neumann, Arch. d. Heilkunde, 1869.

pillaires dans lesquels on peut facilement faire entrer la tête d'une épingle.

La distribution de ces veines est assez simple. On peut l'étudier sur des pièces injectées en poussant par les artères une masse colorée (bleu de Prusse soluble à froid 50, gélatine 4) avec les précautions nécessaires; même on peut injecter les veines isolement, en piquant simplement avec la seringue de Pravaz chargée d'une solution colorée dans un cylindre de moelle détaché d'un os long (Bizzozero). Des coupes pratiquées dans le sens longitudinal et le sens transversal montrent un réseau extrêmement riche que nous allons décrire.

Tandis que les artères vont en se divisant dichotomiquement et arrivent peu à peu au volume des capillaires, les veines sont représentées par deux ou trois troncs principaux, de toutes parts en communication avec un réseau qui ne suit nullement la direction des artères. Il n'y a donc pas lieu de distinguer des veines de deuxième et de troisième ordre; cette division qui ne repose que sur le diamètre des rameaux veineux est tout à fait arbitraire.

Quelque soit le sens de la coupe, les mailles du réseau présentent à peu près la même figure : ce sont des quadrilatères ou des losanges irréguliers plus allongés dans le sens longitudinal. Les angles en sont émoussés et arrondis.

Le trajet de ces capillaires veineux n'est pas non plus rectiligne, mais présente latéralement des pointes qui marquent les endroits où se fait la communication avec les capillaires. A la périphérie, le réseau se limite par des anses qui sont presque au contact de la substance osseuse. Au centre, les mailles se ressèrent et les petits vaisseaux qui les constituent convergent vers les deux ou trois troncs principaux dans lesquels ils viennent tous se jeter isolément, tout le long de leur parcours. Il n'existe, en effet, comme nous l'avons annoncé, pas de veines secondaires, même au point de vue du diamètre, sauf à la terminaison des troncs principaux sur un très-court trajet. Cette disposition rappelle à peu de chose près celle de la veine centrale d'un îlot hépatique.

Dans les points où ce réseau veineux rencontre les artères, il affecte avec elles un rapport qui a déjà été signalé (Bizzozero). Ou bien l'artère est comprise dans une maille plus étroite qui l'entoure comme un anneau ; ou bien la veine, sur une certaine longueur, s'adosse contre l'artère, l'entoure aux trois quarts de sa circonférence, de la même manière que les gaînes lymphatiques des vaisseaux du cerveau entourent les petites artères de cet organe. Cette disposition est rendue très-apparente par les coupes transversales sur les pièces injectées au bleu de Prusse.

Tandis que les artères ont des parois relativement épaisses et une tunique musculeuse très-développée, les veines sont réduites à une seule membrane. Il ne s'agit donc pas d'espaces lacunaires sans limites propres, comme quelques-uns l'ont soutenu. C'est ce qu'on démontre de la façon suivante : on pousse par les artères une solution de nitrate d'argent à 1/500, ou bien on pique directement dans le tissu avec une seringue en verre à canule aiguë chargée de la même solution. Dans les deux cas la solution traverse le réseau veineux qu'on lave de la sorte jusqu'à ce que le liquide sorte clair. On durcit le tissu par la macération dans l'alcool ou par la congélation. Sur les coupes faites en différents sens, le réseau veineux apparaît tapissé par un endothélium que l'imprégnation d'argent a rendu visible et qui est *en tout semblable au revêtement endothélial des canaux lymphatiques.* En effet, les lignes noires qui dessinent le contour des cellules sont sinueuses et limitent des éléments à contour festonné très-découpé, semblables aux pièces d'un jeu de patience. Ce caractère, sans être d'une valeur absolue, est constant dans les vaisseaux lymphatiques. Dans tous les cas la question de la paroi veineuse nous semble tranchée : il y a, en effet, pour le moins une paroi épithéliale, ce qui suffit pour que les veines aient une limite marquée. Ce revêtement épithélial, à moins de faire exception à la loi commune, est certainement supporté par une membrane conjonctive que l'on peut voir du reste sur les coupes pratiquées sur de la moelle durcie à l'acide osmique, et colorées avec la solution d'aniline.

En résumé, dans cette discussion sur l'existence des veines, il y a, comme toujours, deux choses : le fait et l'interprétation. Le fait, c'est l'existence contestée d'une membrane, mais démontrée par l'emploi de la méthode que nous avons employée. L'interprétation, c'est la dénomination qu'il convient de donner au réseau. Nous avons exposé les raisons qui nous font admettre qu'il est formé par des veines et non des capillaires. D'autre part, Neumann a fait remarquer la grande quantité de globules blancs contenus dans ces vaisseaux, notamment chez la grenouille, à certaines époques de l'année (commencement de l'été) : de sorte que la forme du réseau, la structure de ses branches, la figure de l'épithélium et la nature du contenu, mis en parallèle avec l'absence de conduits lymphatiques dans ce tissu, *indiqueraient que ce réseau est l'équivalent à la fois des lymphatiques et des veines.*

C. *Capillaires*. Les capillaires proprement dits de la moelle des os sont, par suite de l'importance de son système veineux, réduits à peu de chose. Ils ne forment même pas de réseau proprement dit comme dans les autres organes : ce sont de simples branches de communication entre les artères qu'ils continuent directetement, lorsque ces vaisseaux perdent leurs derniers éléments musculaires, et les veines dans lesquelles ils se jettent au niveau des pointes et des diverticula situés sur le trajet des branches veineuses.

Ils sont constitués par une membrane tapissée à son intérieur d'un endothélium semblable à celui des capillaires des autres organes, c'est-à-dire à forme lozangique allongée, et recouverte extérieurement d'une couche de cellules plates (perithélium). Leur rapport avec le tissu de la moëlle a été indiqué plus haut. Ces capillaires sont en effet dépourvus du lacis réticulaire qui entoure ceux des ganglions, et d'où partent les fibres et les ramifications du tissu adénoïde. Le revêtement externe est directement en contact avec les cellules rondes; et si, soit dans la moelle rouge, soit dans la moelle gélatineuse, quelques rares fibres aboutissent à leur paroi, ce n'est qu'en forçant les faits et en leur donnant une signification qu'ils ne comportent pas qu'on peut y voir un tissu réticulé possédant les caractères de celui des ganglions lymphatiques.

En somme, la moelle osseuse est un tissu d'une grande richesse vasculaire. Cette abondance de vaisseaux est due au développement considérable d'un réseau veineux remarquable au triple point de vue de sa forme, de sa structure et de son contenu, qui le rapprochent des réseaux lymphatiques (1).

CONCLUSIONS.

Les conclusions de cette étude ont déjà été formulées à la suite de chaque point traité séparément; quelques-unes sont purement négatives. Nous les reproduisons ici dans leur ensemble.

Le tissu de la moëlle des os est formé par des fibres, des faisceaux de fibres et des lames membraneuses; il est traversé par des vaisseaux et des nerfs. Les éléments cellulaires qui entrent dans sa composition sont les uns fixes (cellules plates, vésicules adipeuses) et supportés par les fibres, les lames et les vaisseaux : les autres (cellules rondes, cellules médullaires) sont les analogues des éléments de la lymphe, des cellules migratrices du tissu conjonctif et des globules blancs du sang. Ces éléments sont très-diversement répartis dans les trois variétés de moelle osseuse (moelle rouge, moelle jaune, moelle gélatineuse).

Aucune de ces trois variétés n'est formée par un tissu réticulé semblable à celui des ganglions lymphatiques.

L'existence dans la moelle osseuse (soit dans le tissu

(1) Nous signalerons à ce propos une expérience assez curieuse de Recklinghausen, mais qui, malheureusement, comme presque toutes les observations faites jusqu'ici sur le tissu qui nous occupe, ne comporte aucune conclusion précise. Ayant injecté dans les sacs lymphatiques de la grenouille des poussières colorantes en suspension dans un liquide, il a retrouvé ces matières dans le foie, la rate et la moelle des os, mais il n'a pas pu établir, pas plus que depuis, Neumann, si elles étaient en dedans ou en dehors des vaisseaux. — Recklinghausen, Caustatt's Jahresbericht, 1867, t. I, p. 324.

même, soit dans les vaisseaux) de cellules colorées en jaune pâle et possédant un noyau n'est pas un fait suffisant pour affirmer qu'elle est l'organe formateur des globules rouges du sang, et le siége de la transformation desglobules blancs en globules rouges.

Le système vasculaire de la moelle des os est extrêmement riche: il présente ceci de particulier qu'il a des capillaires très-courts, et un réseau veineux très-développé qui, par sa forme et sa structure, se rapproche des réseaux lymphatiques. *L'existence d'une membrane veineuse est mise hors de contestation par la démonstration d'un épithélium délimitant les canaux veineux.*

Enfin la moelle des os peut être rangée dans la classe des organes hématopoiétiques, mais sans que, dans l'état actuel de la science, on puisse préciser davantage le rang qu'elle y occupe et les fonctions qui lui sont dévolues.

A. PARENT, imprimeur de la Faculté de Médecine, rue Mr-le-Prince, 31.

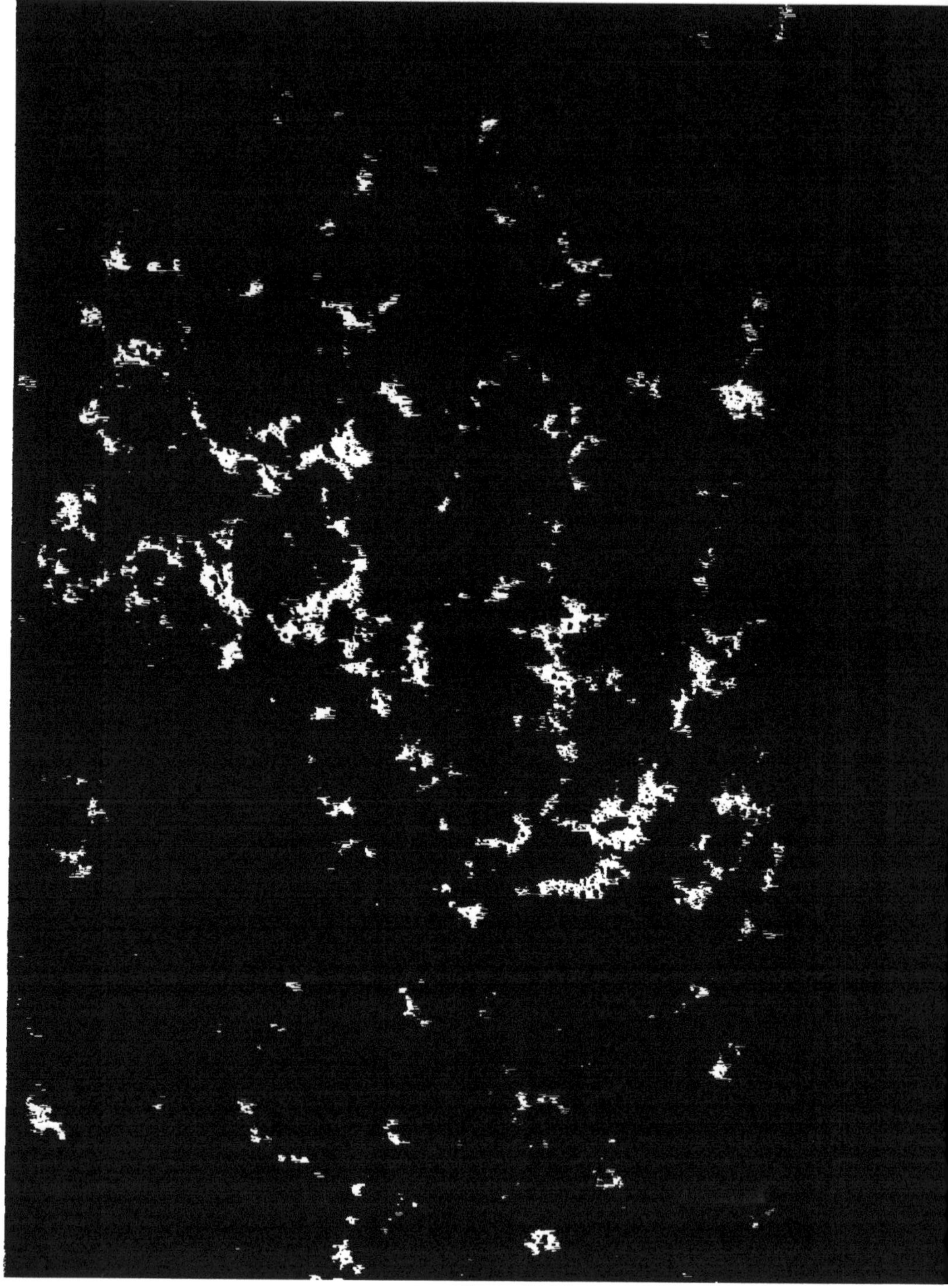

www.ingramcontent.com/pod-product-compliance
Ingram Content Group UK Ltd.
Pitfield, Milton Keynes, MK11 3LW, UK
UKHW021024200726
13857UKWH00004B/1560